人体健康与免疫科普丛书——婴幼儿篇

主　编　于益芝

副主编　陈玮琳　路丽明

编　委（按姓氏笔画排序）

于益芝　王春梅　刘　娟　刘书逊　刘秋燕　李　楠

吴艳峰　何　睿　汪　冽　陈玮琳　孟　君　姜明红

夏大静　钱　程　徐　胜　韩岩梅　储以微　路丽明

戴亚蕾

U0287996

人民卫生出版社

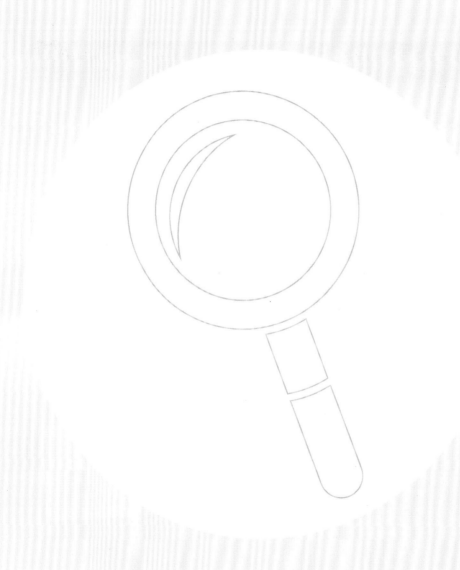

《人体健康与免疫科普丛书》编写委员会

总 主 编　曹雪涛

副总主编　田志刚　于益芝

编　　委（按姓氏笔画排序）

于益芝	马大龙	王　辉	王小宁	王月丹	王全兴
王迎伟	王笑梅	王福生	石桂秀	田志刚	仲人前
孙　兵	杜　英	李　可	李柏青	杨安钢	吴长有
吴玉章	何　维	何　睿	沈关心	沈倍奋	张　毓
张立煌	张学光	陈丽华	郑永唐	单保恩	赵永祥
姜国胜	姚　智	栗占国	徐安龙	高　扬	高　福
唐　宏	黄　波	曹雪涛	储以微	富　宁	路丽明
熊思东	魏海明				

序

科技创新是民族进步的灵魂，是国家兴旺发达的不竭动力。创新驱动发展战略，需要全社会的积极参与，这就意味着要以全球视野、新时代特征、科学精神去激发全民参与创新发展宏伟计划，唯有全民化的科普工作，才能烘托起创新氛围，助力高素质创新队伍建设，加快中国成为世界科技强国的步伐。

免疫学是生物医学领域的前沿学科，其与影响人类生命健康的重大疾病如肿瘤、传染病、自身免疫性疾病乃至器官移植等的发生发展和防治具有密切关系，并在生物医药产业发展中具有带动性和支柱性。免疫学所取得的创新性研究成果在人类健康史上发挥了举足轻重的作用，比如被誉为人类保护神的疫苗的研制和应用挽救了亿万人的生命，天花的消灭就是免疫学成果最好的应用。近年来癌症与炎症性自身免疫疾病的抗体疗法取得了重大突破，受到了医学界与生物产业界的极大关注。

中国免疫学工作者通过近二十年来的不断努力与探索，在免疫学领域取得了一系列创新性研究成果，在国际学术杂志发表的免疫学论文数量居世界第二位，由此将中国免疫学的地位推升到世界前列，中国免疫学会也成为全世界会员人数最多的免疫学会。由于中国免疫学的国际影响力，国际免疫学会联盟决定 2019 年将在北京召开每三年一次的国际免疫学大会。可以说中国免疫学工作者的创新性研究和工作为中国医学事业的发展作出了突出贡献。虽然免疫学与各种疾病以及人类生活息息相关，但社会大众对于免疫学这一专业科学领域中的问题还存在诸多困惑，事关免疫学的社会问题也时有发生，比如"疫苗问题""魏则西事件"等。究其原因有多种，其中之一在于免疫学知识在大众中普及的程度不够。对大众就免疫学问题答疑解惑成为我国免疫学工作者义不容辞的责任和义务。

习近平总书记在 2016 年的"科技三会"上指出，"科技创新、科学普及是实现创新发展的两翼，要把科学普及放在与科技创新同等重要的位置。没有全民科学素质普遍提高，就难以建立起宏大的高素质创新大军，难以实现科技成果快速转化。"这一重要讲话，对于在新的历史起点上推动我国科学普及事业的发展，意义十分重大。中国免疫学会在秘书长曹雪涛院士、科普专业委员会主任委员于益芝教授的带领下，积极参与免疫学科普活动，体现了他们的社会责任心和担当。他们组织了以中国免疫学会科普专业委员会为班底的专家，历经多次讨论和思考，凝练出 300 个左右大众非常关心的有关免疫学的问题，用漫画辅以专家解读的形式给予答疑解惑，同时配以"健康小贴士"的方式从免疫学专家的角度给予大众的健康生活以科学的建议。编委会将从疾病的诊断、预防、治疗以及免疫学成果等多个方面编写出系列免疫学科普丛书（共 10 本）为大众普及免疫学知识。

感谢中国免疫学工作者的辛勤劳动！希望这一套科普丛书能够为中国人民的健康事业的发展做出应有的贡献。是为序。

十一届全国人大常委会副委员长

中国药学会名誉理事长

中国工程院院士

2017 年 10 月 22 日

目录

1 为何胎儿不会被母亲的免疫系统排斥

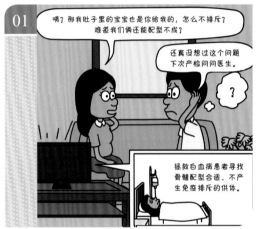

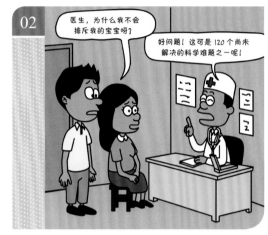

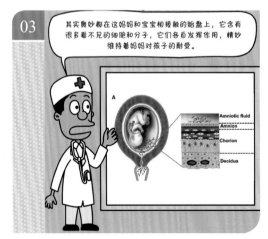

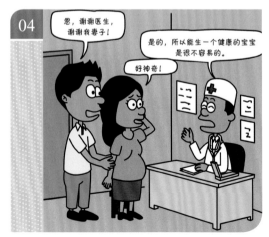

专家解读

母胎免疫耐受是人类在长期进化中逐渐形成的，可进行复杂的调控，确保携有父系 HLA 抗原的胎儿不会被排斥。母胎耐受机制被列为人类尚未解决的 120 个科学问题之一，目前已知的母胎屏障及其界面的相关细胞分子在正常生理妊娠时发挥重要调控作用，一旦这种状态被打破，将导致流产或宫内感染等不良妊娠结局。

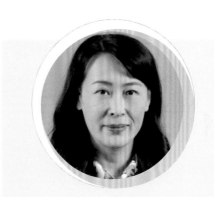

路丽明

上海交通大学医学院
上海市免疫学研究所

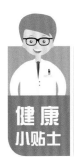

健康小贴士

怀孕后保持心情愉悦，坚持运动，健康饮食，生活规律，按时产检，就会平安渡过这一特殊时期。

胎儿的免疫力从哪来

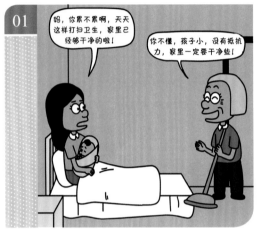

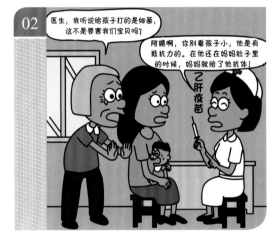

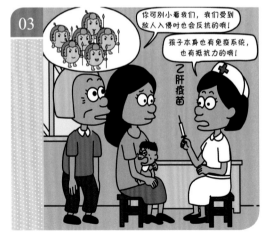

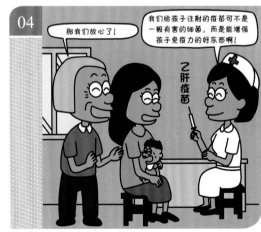

专家解读

胎儿的免疫力一部分来自母体，称为被动免疫，是孕妇通过胎盘为胎儿提供 IgG 抗体，让其获得免疫力。另一个可能来源是胎儿在子宫内受到抗原的刺激，自身获得的免疫力，这称为主动免疫。胎儿在子宫里 8~9 周的时候，其免疫系统就开始发育，可对母体环境中的诸多抗原、过敏原和病原体产生主动免疫应答，而且还可产生免疫记忆呢。

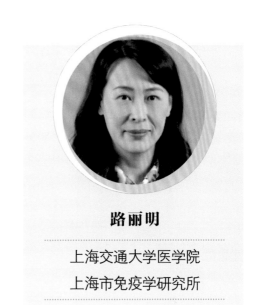

路丽明

上海交通大学医学院
上海市免疫学研究所

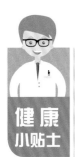

健康小贴士

孕妇要保持心情放松，避免疲劳和感染。

3 孕妇免疫力很差对胎儿有没有影响

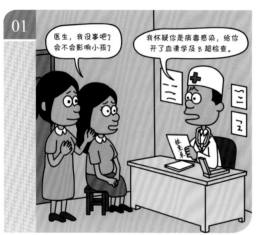

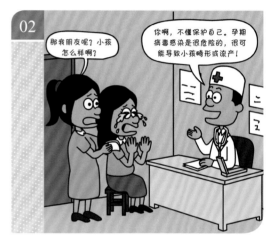

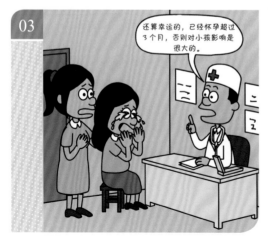

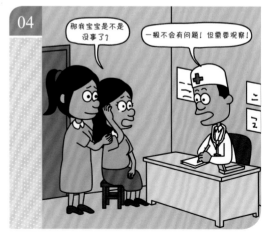

专家解读

孕妇免疫力低下易发生原发感染；以往感染过病原体的孕妇，在孕期可能由于体内潜伏的病原体被激活发生复发感染，可通过胎盘感染胎儿，有些还可能通过产道逆行感染胎膜致胎儿感染。感染若发生于胚胎期，可导致流产、死胎、先天畸形等，以中枢神经系统、眼、听力、心脏受损较多见。同样，宫内早期感染常可导致体细胞分裂受抑而引起胎儿发育迟缓、小头、早产及出生后智力发育迟滞。妊娠晚期宫内感染虽不致引起胎儿发育异常，但在新生儿期可发生急性感染，常见的临床表现如肺炎、肝炎、脑膜炎、心肌炎等。

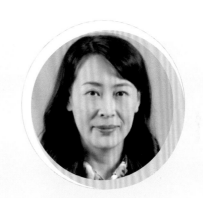

路丽明

上海交通大学医学院
上海市免疫学研究所

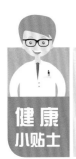

健康小贴士

怀孕期间尽量避免到人群多、空气污染的场所，如有感染症状发生应遵医嘱治疗。

4 为什么怀孕早期要重点预防病毒感染？准妈妈感染病毒怎么办

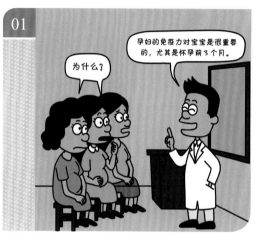

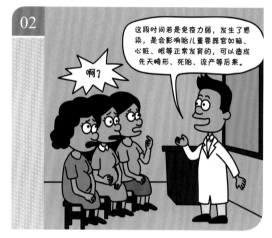

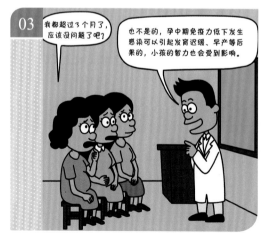

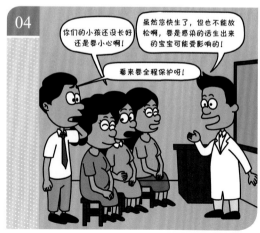

专家解读

孕早期是胎儿器官分化与成形的关键时期，很多常见的病毒都能通过胎盘进入胎儿体内，影响胎儿生长发育，导致畸形或者胎儿死亡，所以，准妈妈一定要预防病毒感染。如果准妈妈有发热、乏力腹泻等感染病毒的症状，应尽快去医院就诊，结合血清学检查和B超追踪等临床检查，确定是否终止妊娠或继续观察，以减少先天性缺陷儿的出生。同时孕妇用药也需谨慎，主要是对症治疗，注意避免药物对胎儿的损害。

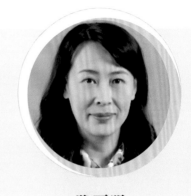

路丽明

上海交通大学医学院
上海市免疫学研究所

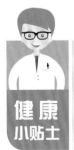

健康小贴士

孕妇应该养成良好的生活习惯，起居规律，劳逸结合，饮食营养均衡，确保免疫系统良好运行，积极预防病毒感染。

5 孕期或孩子刚出生为了创造清洁无菌的环境，家里需要经常使用消毒剂消毒吗

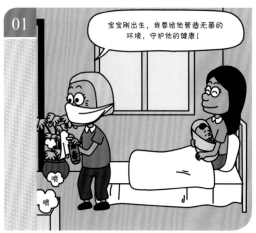

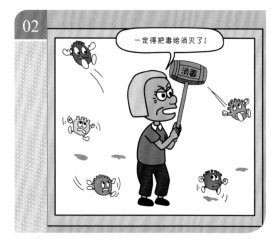

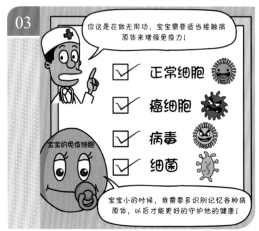

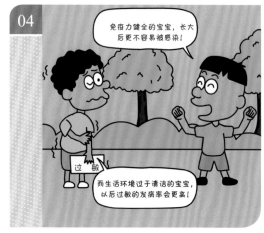

专家解读

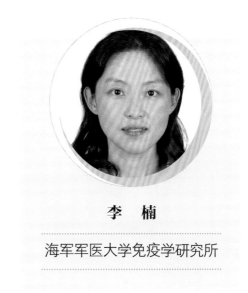

不推荐在孕期和产后刻意追求无菌环境，因为这会增加成年后过敏性疾病的发病率。"卫生学假说"认为现代卫生条件和医疗措施创造了一个相对清洁的环境，使人们暴露于各种病原体的机会大大降低，对免疫系统刺激不足，最终导致过敏性疾病的发生。儿童期感染可以促进机体建立有效的抗过敏保护机制，进入成年后这套机制就定型了。所以，为新生儿刻意追求无菌环境并不好。此外，家中经常使用消毒剂不仅会影响常态中的微生态平衡，而且还会"磨炼"出耐药菌，导致微生态环境失调和超级细菌的产生。

李 楠

海军军医大学免疫学研究所

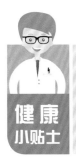

健康
小贴士

①孕期和产后的护理环境不必追求过度清洁，正常保洁即可。②让婴幼儿多和其他孩子接触，一方面锻炼社交能力，另一方面减少过敏性疾病的发生。③鼓励孩子多接触大自然，常到户外去玩耍，从而建立起健全的免疫系统。

6 孕期心理压力对婴幼儿免疫力是否有影响

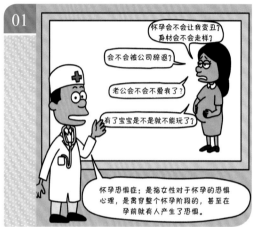

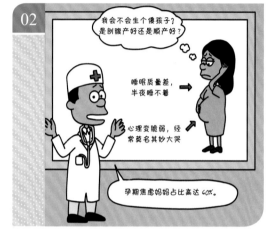

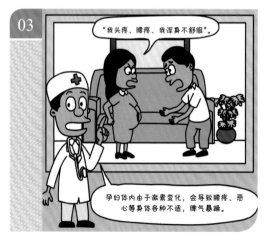

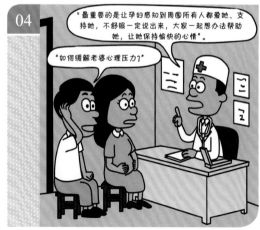

专家解读

怀孕期间激素水平的改变会导致孕妇机体和精神等各层面的改变。在此特殊期间需要担心和处理各种各样的关系，比如怀孕是否会影响当前职位的稳定等，这常会给孕期妈妈的心理造成很大的压力。这些压力不但会对孕妇自身的健康不利，如严重可导致抑郁症、高血压、胃肠紊乱综合征等的发生；还会对宝宝的健康带来负面影响，如导致流产、使宝宝的免疫力发生改变等。此外，孕妇的心理压力过大还会影响胎儿的大脑功能和行为，甚至导致智商降低，而且孕妇年龄越大这种关联越明显。

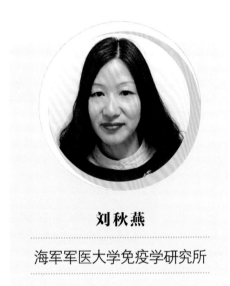

刘秋燕

海军军医大学免疫学研究所

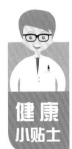

健康小贴士

①孕期应正视并重视自身身心各方面的改变，做好充足准备，遇到问题时采取积极有效的方法，不能选择隐忍和逃避。②多交流，多沟通，积极主动地和同事、家人及主管妇产科医生建立良好的沟通渠道和机制，防患于未然。③孕妇每天工作时间不应超过 8 小时，并尽量避免上夜班；工作中感到疲劳时，要休息10 分钟，也可到室外适量运动；要学会自我调整，时刻保持愉悦的心情。

7 乙肝大三阳孕妇可否顺产

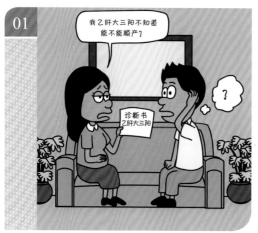

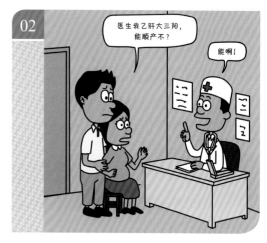

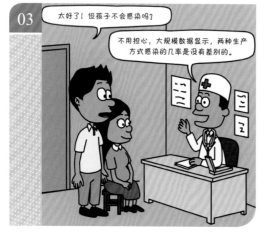

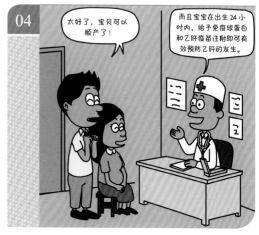

专家解读

无论是剖宫产还是顺产，新生儿都可能会接触到病毒，都有可能引发感染。从理论上来说，阴道分娩时间长，新生儿 HBV 感染的风险可能会大一些。但从目前临床数据来看，剖宫产和顺产的母婴传播率并没有显著区别，因此，尚无足够证据表明剖宫产可降低 HBV 感染风险。当前预防母婴传播的关键在于乙肝免疫球蛋白和 HBV 疫苗的使用，新生儿出生后 24 小时内注射免疫球蛋白以及乙肝疫苗，把进入新生儿体内的病毒中和阻断，避免引起后续感染。

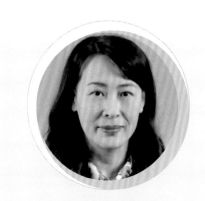

路丽明

上海交通大学医学院
上海市免疫学研究所

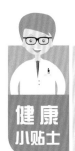

健康小贴士

乙肝大三阳孕妇应该和产科医生充分沟通，怀孕期间积极提高免疫力，预防乙肝疾病复发加重。

8 什么时候是增强宝宝免疫力的最佳时期

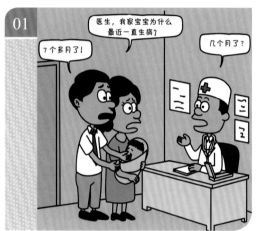

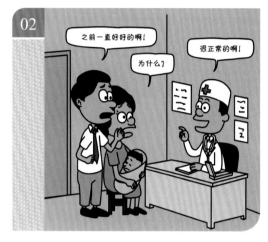

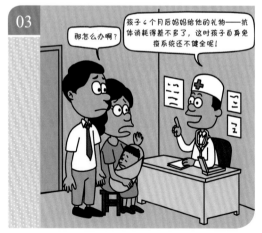

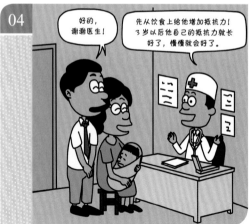

专家解读

一般认为0~3岁是增强免疫力的最佳时期。新生儿体内存储着从母体中获得的抗体，具备一定免疫力；直至4~5个月随着母源抗体的消耗，大约6个月后免疫处于最低水平，婴儿可能会变得多病，此时容易感染；到了幼儿期1~3岁，小儿体内慢慢生成抗体，免疫力也随着年龄增长不断提高；3岁以后，宝宝身体的抗病能力明显提高，生病的频率逐步下降。因此，刚出生的新生儿和6个月后的婴儿免疫力较为低下，需要增强免疫力。

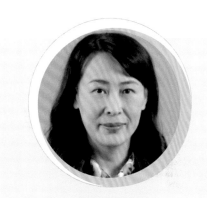

路丽明

上海交通大学医学院
上海市免疫学研究所

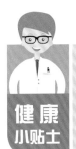

健康小贴士

新生儿和6个月后的婴儿免疫力较为低下，家长需要多加注意，添加辅食，积极预防感冒发生。

9 早产宝宝如何接种疫苗

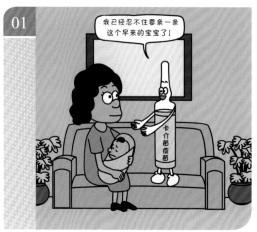

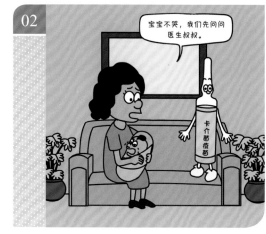

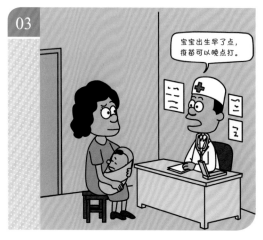

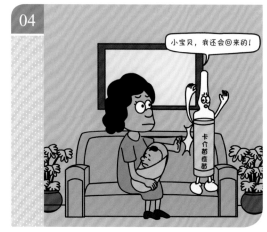

专家解读

早产宝宝的免疫功能相对低下，对接种的疫苗免疫应答能力不足，会降低疫苗的免疫保护作用，甚至可能引起严重的不良反应。早产宝宝在接种疫苗前应咨询医生，进行个性化的疫苗接种。如接种乙肝疫苗时，母亲乙肝表面抗原阴性的早产宝宝可在 1 月龄或出院时接种乙肝疫苗，而母亲乙肝表面抗原阳性的早产宝宝则应在出生后 6 小时内接种乙肝疫苗；接种卡介苗时，如家中无传染源，最好在出生 6 个月后再接种卡介苗，但如果在半年内体重已经超过 2500 克，经医生检查判断为发育正常的也可接种。

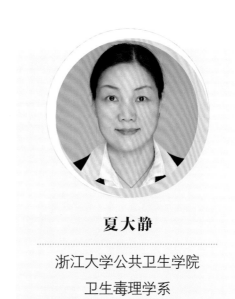

夏大静

浙江大学公共卫生学院
卫生毒理学系

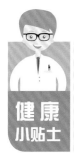

健康小贴士

①为了宝宝的健康，宝宝的爸爸妈妈们应当学习正确的疫苗接种知识，配合医生进行健康检查和规范的疫苗接种程序。②早产宝宝在接种疫苗的过程中出现的任何问题，都应该及时和医生进行反馈沟通。③正确的疫苗接种程序能够帮助早产宝宝建立良好的免疫功能，抵御疾病发生。

10 为什么宝宝 6 个月后比较容易生病

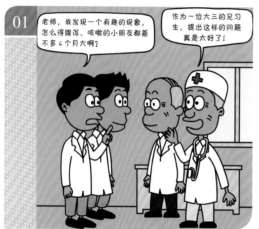

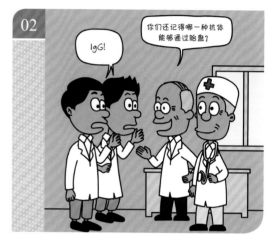

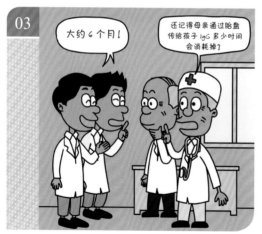

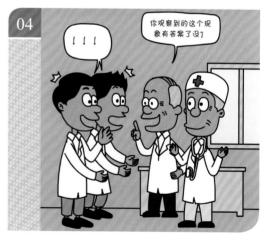

专家解读

新生儿免疫系统发育不够成熟，免疫细胞及免疫活性物质（如补体）的生产和储备都比较少，功能尚不完善；尚未过多接触环境当中的各种病原、食物蛋白等种类繁多的抗原性物质；孕期因母体 IgG 转送给胎儿，所以足月新生儿 IgG 量与母体几乎相等，出生后 6 个月 IgG 值减少至出生时的 30%，此时免疫处于最低水平，而自身免疫系统尚未发育完善，故而特别容易患胃肠道疾病（如腹泻等）、呼吸道疾病等。

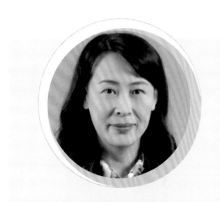

路丽明

上海交通大学医学院
上海市免疫学研究所

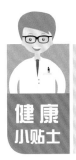

健康小贴士

宝宝 6 个月后比较容易生病在新生儿中是普遍现象，家长不必过于紧张，合理安排饮食，避免到人多的公共场所，宝宝如有不适，家长应及时就医并遵医嘱。

母乳喂养是否可以提高宝宝的免疫力

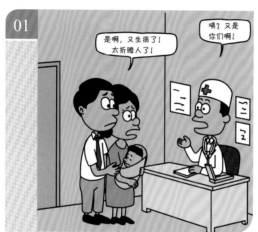

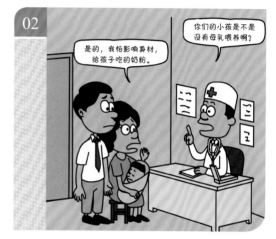

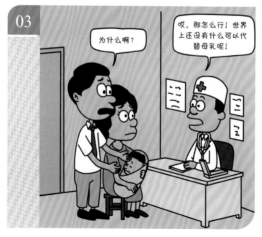

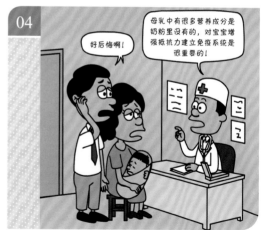

专家解读

母乳含大量不可替代的免疫成分和活性细胞，前者如免疫球蛋白 IgA、IgM、乳铁蛋白、溶菌酶、纤维结合蛋白、双歧因子等，后者如巨噬细胞、淋巴细胞等。其中 IgM 是在个体发育过程中最早产生的抗体，具有强大的抗感染作用；新生儿血清中无 IgA 抗体，主要从母乳中获得，虽含量低，却是机体黏膜局部抗感染的主要抗体。母乳喂养的宝宝体内以上活性成分明显多于部分母乳喂养、人工喂养的宝宝。同时，让新生儿和婴儿接触母乳中含有的多种微生物，刺激肠道免疫功能，能明显降低腹泻、呼吸道和皮肤感染率。

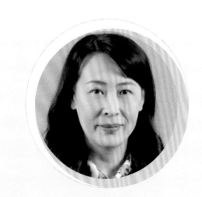

路丽明

上海交通大学医学院
上海市免疫学研究所

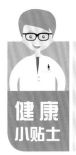

健康小贴士

宝宝出生后 6 个月内尽量母乳喂养，因为初乳中含有大量婴儿需要的物质，能抗感染，有利于增强婴儿免疫力。母乳是独有的，目前是其他任何乳制品不可完全替代的。

12 满月后的黄疸儿如何接种乙肝疫苗

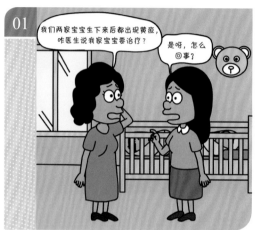

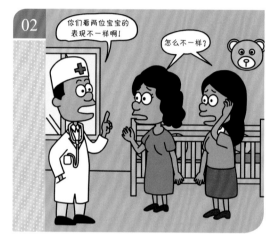

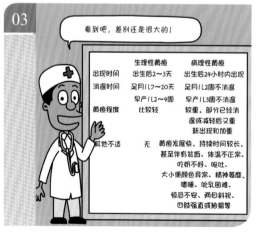

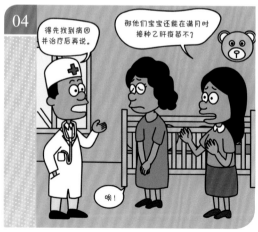

专家解读

黄疸在新生儿较其他任何年龄都常见，其病因特殊而复杂，既有生理性黄疸，又有病理性黄疸。新生儿生理性黄疸是正常新生儿在成长过程中的一种生理现象，是新生儿体内胆红素代谢致胆红素浓度过高出现的皮肤黏膜黄染现象，无需担心。新生儿病理性黄疸则需要找到病因并加以治疗。满1月龄宝宝按计划免疫需要接种乙肝疫苗。满月后的黄疸儿，如果宝宝为生理性黄疸可以按计划接种乙肝疫苗；如果宝宝患病理性黄疸则不能按计划接种乙肝疫苗，而需先对病理性黄疸进行积极治疗。

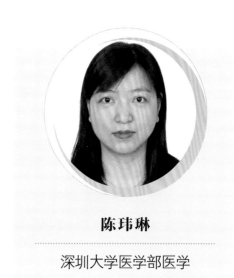

陈玮琳

深圳大学医学部医学
免疫学系

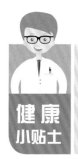

健康
小贴士

①新生儿生黄疸既有生理性黄疸，又有病理性黄疸，需区别对待与处理。②满月后的生理性黄疸儿可按计划接种乙肝疫苗。③满月后的病理性黄疸儿不能按计划接种乙肝疫苗，而需先对病理性黄疸进行积极治疗。

13 抗生素使用期间能否进行疫苗接种

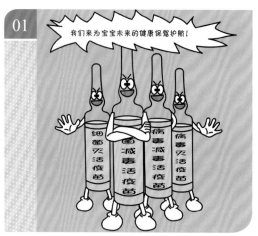

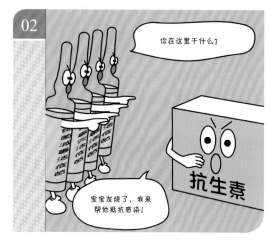

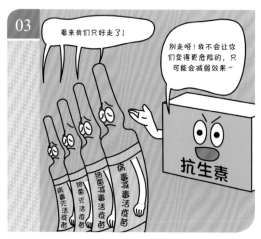

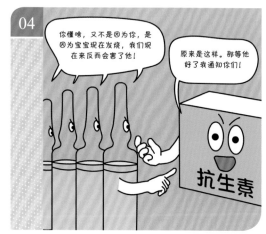

专家解读

对于灭活疫苗和病毒减毒活疫苗，抗生素的使用不会影响疫苗接种效果，也不会造成严重副反应；对于细菌减毒活疫苗，如果使用的抗生素对该细菌有杀菌或抑菌效果，会导致疫苗引发的免疫应答减弱甚至不产生应答，减弱疫苗接种效果，若此时接种，日后仍需复种。当然，即使接种也不会产生更严重的副作用。需要注意的是，如果患者使用抗生素的原因是出现中度到重度的急性疾病并伴发热等症状，则不宜接种疫苗，因为此时接种疫苗可能会加重病情，且有可能把发热的临床表现当作疫苗副反应而掩盖病情。

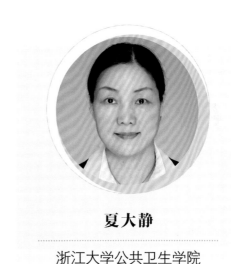

夏大静

浙江大学公共卫生学院
卫生毒理学系

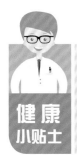

健康
小贴士

①抗生素的使用对疫苗接种的安全性没有影响，不会产生额外的风险。②抗生素的使用可能会导致细菌减毒活疫苗效果变差甚至完全丧失，可能要考虑日后复种。③急性感染性疾病使用抗生素期间不应进行疫苗接种。

得了百日咳，是否还要接种百白破疫苗

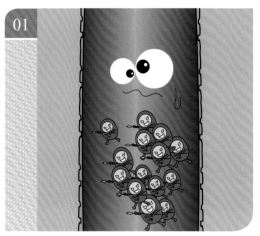

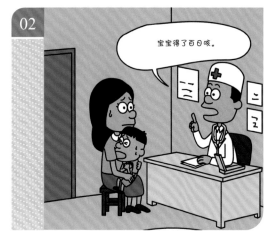

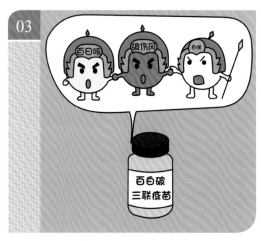

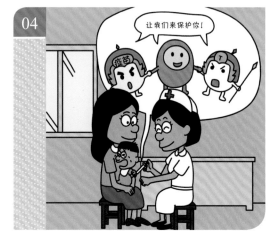

专家解读

百白破疫苗是由百日咳菌苗、白喉类毒素及破伤风类毒素混合制成的三联疫苗，可以同时预防这三种疾病。婴幼儿接种百白破疫苗后，免疫效果好，可以降低百日咳发病率，尤其对破伤风和白喉的效果更好，可维持免疫力5～10年。我国实行有计划的预防接种制度，百白破疫苗的基础免疫共3针，自3月龄开始至12月龄，每针间隔4～6周；加强免疫常在基础免疫后18～24月龄内进行。宝宝得了百日咳后并非终身免疫，而且百白破疫苗除了预防百日咳，还可预防白喉和破伤风，所以建议仍按计划接种百白破疫苗。

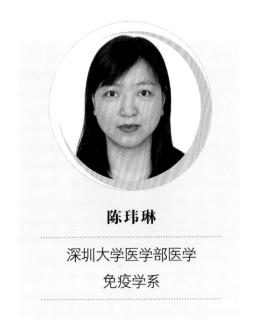

陈玮琳

深圳大学医学部医学
免疫学系

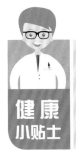

健康小贴士

①百日咳是一种由百日咳杆菌引起的急性呼吸道传染病，危害婴幼儿健康。②百白破疫苗可以同时预防百日咳、白喉和破伤风，我国实行有计划的基础免疫与加强免疫。③宝宝得了百日咳后并不是终身免疫，建议宝宝仍按计划接种百白破三联疫苗。

摄入益生菌还是乳铁蛋白能提高婴幼儿免疫力

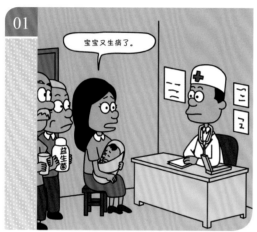

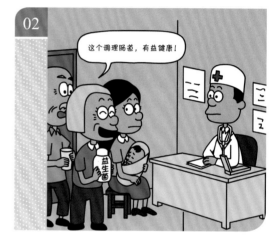

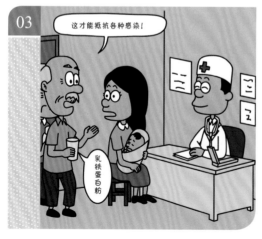

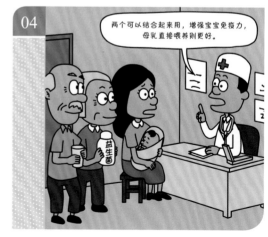

专家解读

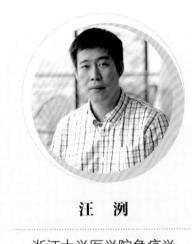

益生菌可以调节肠道局部微生态，对免疫功能也具有一定的调节作用。乳铁蛋白是母乳成分乳清蛋白的重要组成部分，其主要功能是抗病毒、细菌和真菌的感染，促进有益菌生长，调节铁的吸收和生物利用率。婴幼儿的肠壁娇嫩，屏蔽功能相对较差，而乳铁蛋白能通过抑制病原体生长和破坏致病因子毒性来发挥作用，对于很多肠道病原体均有作用。两者对于免疫力的促进作用并不体现在同一方面，具有互相促进的关系，结合两者补充可以提高婴幼儿的免疫力。当然，母乳直接喂养更能自然地体现这一功效。

汪 浏

浙江大学医学院免疫学
研究所

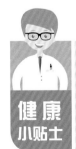

健康
小贴士

①益生菌可以调整肠道菌群、改善肠道功能，具有免疫调节作用。②乳铁蛋白是母乳成分乳清蛋白的重要组成部分，具有抗病毒、细菌和真菌感染的作用。③益生菌和乳铁蛋白对于免疫力的促进作用体现在不同方面，两者互相促进，结合两者补充可以提高婴幼儿免疫力。母乳直接喂养更自然。

16 湿疹宝宝是否有必要进行过敏原检查

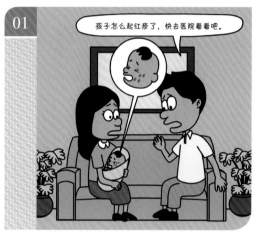

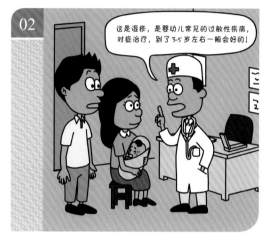

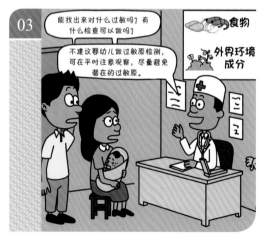

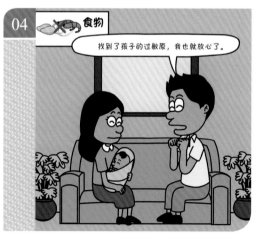

专家解读

常见的过敏原检测方法是过敏原皮试，而婴幼儿对于这种方法接受程度差，且其皮肤面积较小又较敏感，要区分特异性过敏反应比较困难。其次，皮试采用的过敏原种类有限，且需要重新制定对婴幼儿无害的剂量。此外，婴幼儿免疫系统在逐渐完善中，对过敏原的反应也在不断变化，因此检测准确性较差。如果仅仅是单纯湿疹，建议采取试接触和密切观察的方法来寻找过敏原，排除婴幼儿和母乳喂养的母亲饮食中可疑的致敏食物，避免环境中诱发湿疹的因素，同时积极对症治疗，以有效减轻症状，减少复发。

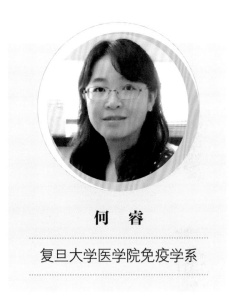

何 睿

复旦大学医学院免疫学系

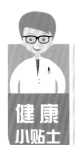

**健康
小贴士**

①避免婴幼儿或母乳喂养的母亲食用可致宝宝过敏的食物。②勤换婴幼儿被单被套及衣物，婴幼儿生病需注射用药前先进行皮试检测。③有规律地进行户外活动，提高婴幼儿对不同环境的接受度。

17 穿别家孩子旧衣服防病的做法有没有道理

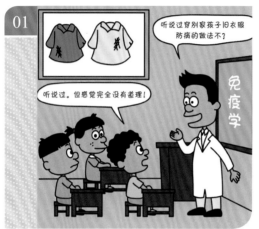

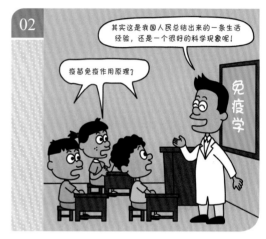

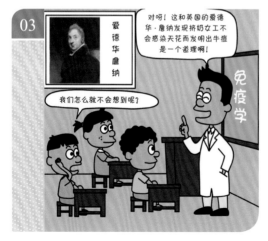

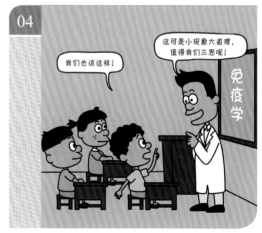

专家解读

老话说孩子穿百家衣能够使之百病不侵，这是老百姓长期生活经验的总结，有一定的道理。别人家的孩子旧衣服上有多种病原菌成分，自家宝宝穿了这些旧衣服后就可能接触到这些病原菌成分而被"免疫"了，相当于接种了疫苗。当然，这种"接种"的效果肯定远不如计划免疫效果好。而且如果不对别家孩子的旧衣服进行阳光暴晒或高温消毒，也可能因此使自家宝宝感染上某些病菌。中国老百姓观察到这样的科学现象，我们的医学家却没有找到其原因并在疫苗研发方面对人类做出大的贡献，是很遗憾的事情。

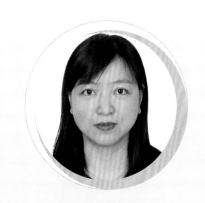

陈玮琳

深圳大学医学部医学
免疫学系

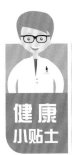

健康
小贴士

①别家孩子旧衣服经多次洗涤，基本上消除了甲醛、铅等安全隐患，相对经济又环保。②最好挑选健康宝宝的旧衣服，并清洗干净，经阳光暴晒或高温消毒。

18 大人嚼碎的食物给孩子有什么危害

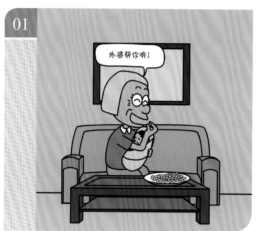

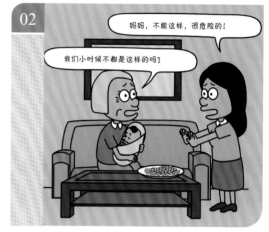

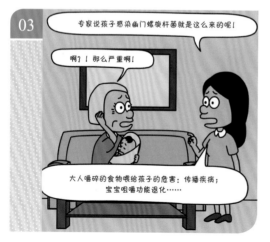

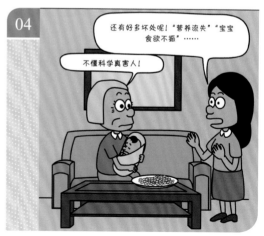

专家解读

日常生活中经常见到大人嚼碎食物并喂给孩子的现象，看似帮助了孩子，实则害了孩子。大人咀嚼食物时，食物中的营养成分流失且味道感受遭到极大的破坏。长期下来，婴幼儿因食之无味而产生的厌恶情绪将直接影响到孩子的食欲。同时，孩子的两侧咬合肌得不到锻炼会发生萎缩，影响孩子日后的咀嚼功能，并导致脸型变化。更重要的是，成年人的口腔十分不洁，可以传播病菌，被喂食的孩子会被感染而患上相关疾病，最常见的是幽门螺旋杆菌感染。

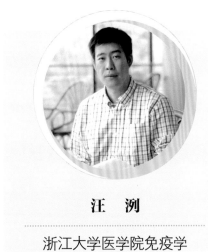

汪 洌

浙江大学医学院免疫学
研究所

健康小贴士

①成年人的口腔十分不洁甚至可能携带某些传染病菌，可以传播病菌给孩子。②长时间被喂食大人咀嚼过的食物，会引起宝宝食欲下降，营养摄取不充分。③大人经常将食物咀嚼好之后喂给孩子食用，影响孩子的自主咀嚼。长时间如此，孩子的两侧咬合肌会发生萎缩，影响孩子日后的咀嚼功能。

为什么手足口病"偏爱"婴幼儿

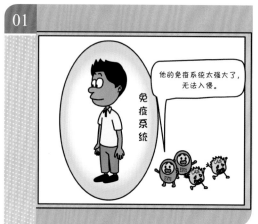

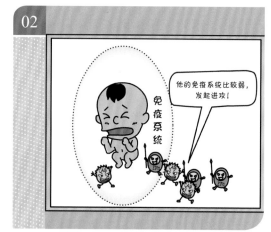

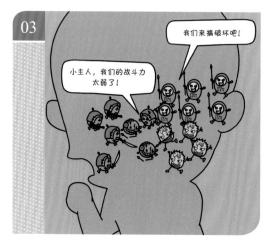

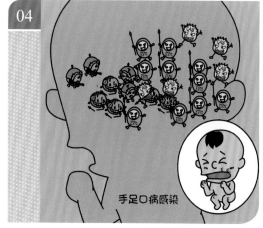

专家解读

手足口病是由柯萨奇病毒 A16（CA16）和肠道病毒 71（EV71）等肠道病毒引起的传染病，常见于 5 岁以下婴幼儿。由于婴幼儿免疫系统尚不完善，皮肤、黏膜屏障作用差，不能够有效抵御病毒入侵；单核细胞趋化、吞噬和杀伤能力较弱，对病毒的抑制清除能力有限；并且，婴幼儿出生后，来自母体的免疫球蛋白开始减少，婴幼儿自身合成免疫球蛋白能力较弱，5 岁时才能达到成人水平，因此产生中和抗体不足；与此同时，T 淋巴细胞对抗原刺激的反应和调节能力不够，从而导致婴幼儿易感手足口病。

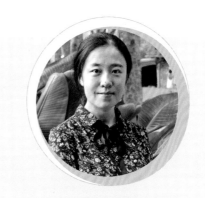

孟 君

深圳市疾病预防控制中心病原生物研究所

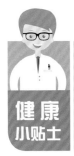

健康小贴士

①饭前便后勤洗手，注意饮食饮水卫生；婴幼儿奶瓶、奶嘴等用品充分清洗；疾病高发季节，避免到人群聚集、空气流动差的公共场所。②鼓励 6 月龄到 5 岁儿童尽早接种 EV71 型手足口病疫苗。③早发现、早诊断、早治疗。

20 得过幼儿急疹是否就终身免疫了

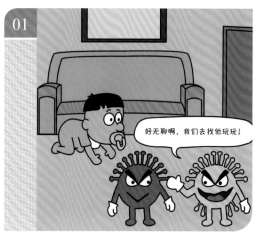

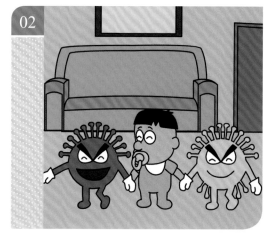

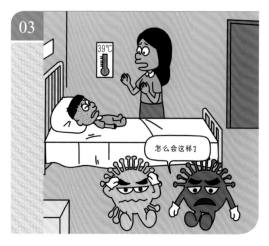

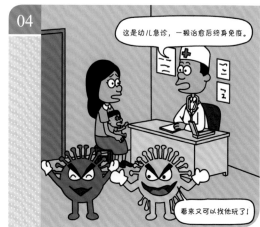

专家解读

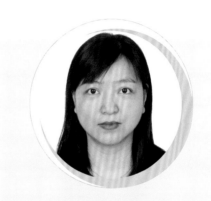

陈玮琳

深圳大学医学部医学
免疫学系

幼儿急疹又称为婴儿玫瑰疹，是由人类疱疹病毒6型或7型感染引起的小儿常见病，发病多在2岁以内，尤以1岁以内最多。80%～90%的成人都曾感染过幼儿急疹，可交叉感染，大部分患儿痊愈后可终身免疫不再感染。部分患儿得过幼儿急疹还会再得，可能是因为患儿两次感染的病毒类型不同，或患儿有自身免疫力低下的情况，如患了麻疹、EB病毒、巨细胞病毒感染、艾滋病等疾病后，原感染后潜伏在体内的人类疱疹病毒6型或7型病毒就会再次被激活导致发生幼儿急疹。

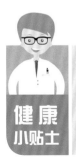

健康小贴士

①幼儿急疹是由人类疱疹病毒6型或7型感染引起的小儿常见病。②一般幼儿急疹患者治愈后可终身免疫。③个别患儿因再次感染不同类型人类疱疹病毒或自身免疫力低下等原因可引起幼儿急疹痊愈后再次发病。

21 宝宝经常发热是否免疫力低

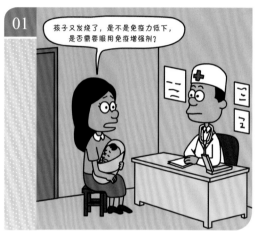

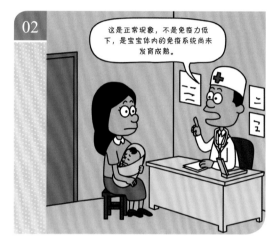

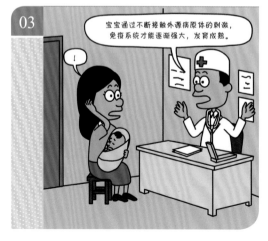

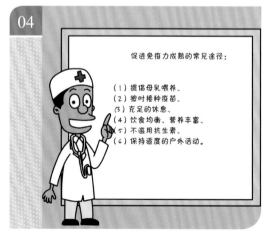

专家解读

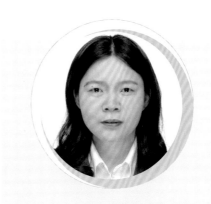

　　婴幼儿时期，由于宝宝接触的外源性物质比较少，免疫系统没有得到充分的刺激尚处于发育未成熟期。此时，如遇到外界病原体的感染，免疫系统不能有效快速地清除病原体，则会出现一些发热等不适症状。但随着宝宝年龄的增长、疫苗的接种和外源物质的不断刺激，免疫系统逐渐发育成熟，便具有了快速清除病原体的能力。因此，宝宝经常发热并非免疫力低下，而是免疫系统还尚未发育成熟的缘故。一般孩子在12岁左右，免疫系统发育成熟，就很少出现发烧情况了。

王春梅

中国医学科学院基础
医学研究所

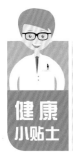

健康
小贴士

①为了宝宝的健康，提倡母乳喂养，这是其他喂养方式无法比拟的。②发热是病原体入侵后免疫系统作出的正常反应，不是免疫力低下，不可盲目补充免疫增强剂。③不要对孩子过度保护，让孩子接近大自然，有助于促进孩子的免疫系统发育成熟。

22 孩子经常生病是否需要进行提高免疫力的治疗

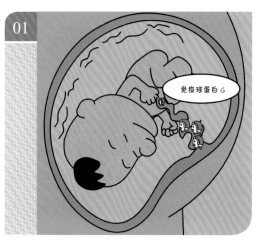

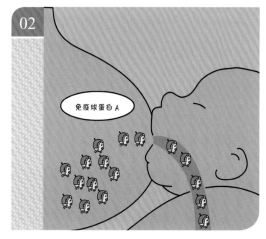

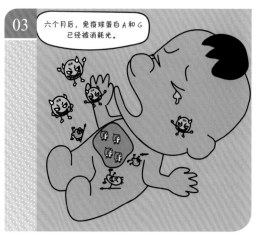

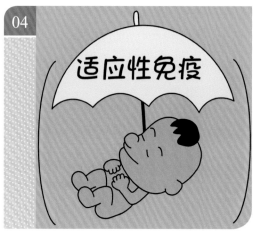

专家解读

胎儿出生前，妈妈体内具有重要免疫功能的免疫球蛋白（IgG、IgA）通过胎盘－脐带途径输送给胎儿。宝宝出生后，这些免疫球蛋白能存留6个月左右。随着宝宝逐渐长大，这些免疫球蛋白被逐渐消耗掉，宝宝的抵抗力也逐渐下降，生病的频率也逐渐增多。这时不用太担心，额外的进行免疫力治疗不利于宝宝自身适应性免疫的建立，因此是没有必要的。其实在这个阶段，父母只需要注意多给宝宝均衡的饮食和适量的运动即可。如果发生发热或其他严重的情况，去医院儿科就诊。

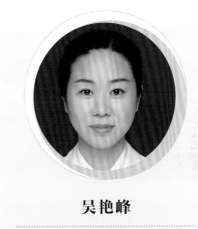

吴艳峰

海军军医大学免疫学研究所

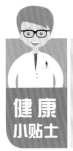

健康小贴士

①免疫系统分为先天性免疫和后天性免疫。②母乳喂养可以提高宝宝抵抗力。6个月后，由于从母体获得的免疫球蛋白逐渐消耗完，宝宝自身的适应性免疫开始建立，此时，应多注意宝宝的均衡营养和适量运动，提高免疫力。③除非父母是艾滋病患者或其他免疫缺陷特殊人群，一般宝宝不需要进行免疫力的治疗。

23 婴幼儿计划免疫为什么需要按时接种

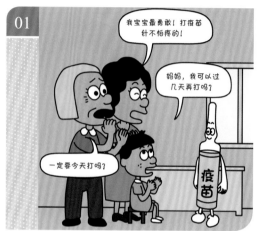

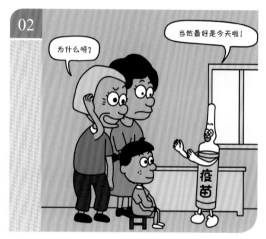

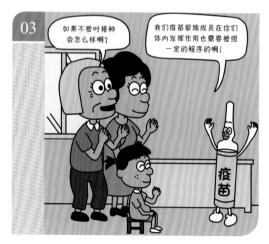

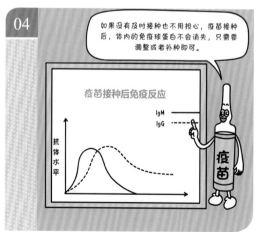

专家解读

接种疫苗就像是免疫系统参加了一场演习，通过认识和对抗不同的敌人（接种不同疫苗），宝宝的免疫系统逐渐获得了杀敌（病原菌）的本领。在宝宝接受第一次接种后，体内会很快产生免疫球蛋白 M（IgM），这种免疫球蛋白在体内存在的时间较短；随后宝宝体内慢慢产生免疫球蛋白 G（IgG），这种免疫球蛋白能存在较长的时间。打完第一次疫苗后，宝宝体内就会产生针对这种疫苗的 IgM 和 IgG，如果在 IgG 峰值的时候再接种，接种效果就会有一个质的飞跃。这就是为什么要规定疫苗的间隔时间以及应该按时接种的原因了。

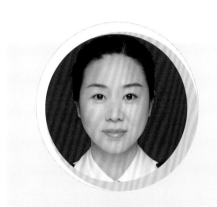

吴艳峰

海军军医大学免疫学研究所

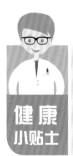

健康
小贴士

①宝宝一定要接种国家法定的疫苗。②接种疫苗一定要按时，严格按照规定的时间间隔进行接种才能确保最佳的接种效果。③即使错过了规定时间，也不要慌张，可以咨询当地的医生进行调整或者重新接种。

哪些情况下婴幼儿不宜接种疫苗

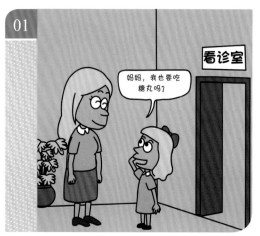

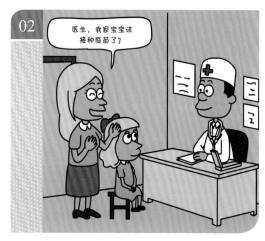

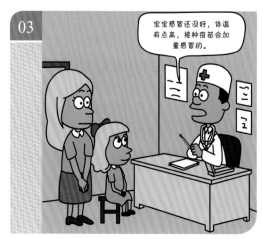

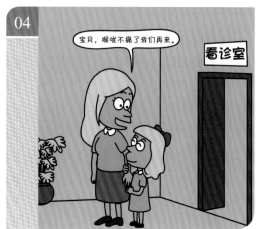

专家解读

正患传染病、传染病恢复期、接触急性传染病如麻疹等而未过检疫期者、发热、即使没有发热但有感冒的其他症状、化脓性皮肤病、严重营养不良、患严重的慢性疾病如心脏病等以及先天性免疫缺陷、神经系统疾病包括脑发育不正常、脑炎后遗症、癫痫病的儿童以及有哮喘等过敏体质的儿童不宜接种；既往有过敏史者，应了解过敏原，含有该过敏源的疫苗不予接种。如果小儿每天大便次数超过4次，须待恢复2周后，才可服用脊灰疫苗；最近注射过多价免疫球蛋白的小儿，6周内不应该接种麻疹疫苗。

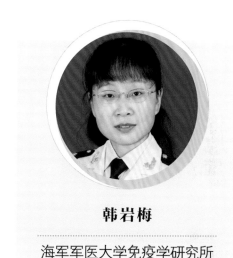

韩岩梅

海军军医大学免疫学研究所

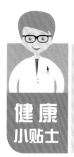

健康小贴士

家长在带宝宝接种疫苗时，一定要如实回答各种问题，如：患病史、过敏史、上次接种同种疫苗后的情况、新生儿体重、有无先天畸形、先天性疾患和妈妈健康状况等，最好携带相关病史资料，医生可根据经验判断是否予以接种。

25 孩子漏打疫苗怎么办

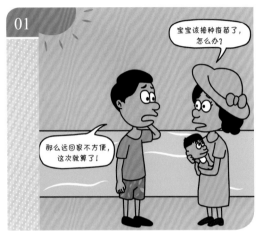

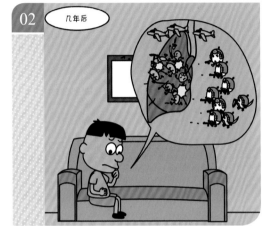

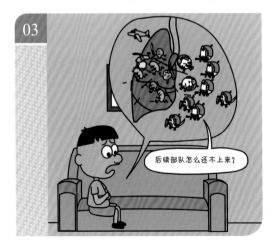

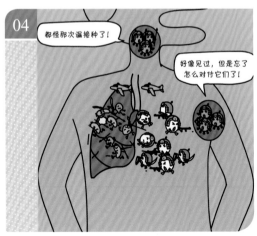

专家解读 🔍 ···

接种疫苗有一定的时间要求，如果因为某些原因漏打了疫苗，一定要及时到当地的防疫部门或妇幼保健院问清什么时间"补种"，以便及时接种疫苗。但也要注意，任何一种传染病都会有它的高危人群，如果是脱离了这个年龄段的人群，再去注射这种疫苗的意义就不大。需多次注射的疫苗，如果漏打了其中的一针，一定要及时补救；如果距离上一针的接种时间太久，补打上一针以后，经检测体内没有产生抗体或抗体浓度低，可加强一到两针。

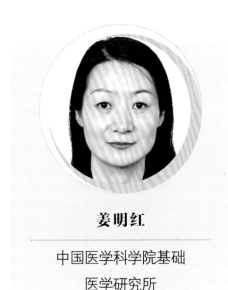

姜明红

中国医学科学院基础
医学研究所

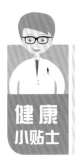

健康
小贴士

①疫苗漏打之后是可以补打的，但一次只能补打一针。②如果对照接种记录仍不明白孩子是否漏种疫苗，可到当地接种单位咨询。③孩子入学前学校要检查接种的小本子，如果有漏打，老师会让孩子补种后才能接收入学。

26 生病（如肿瘤、持续性感染）以及免疫缺陷的婴幼儿是否要接种疫苗

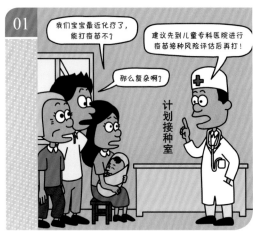

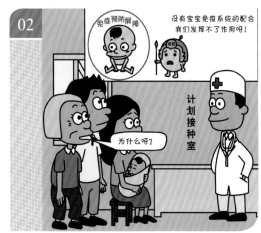

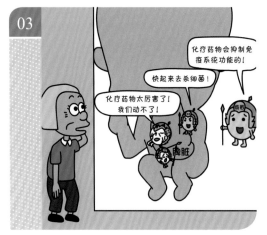

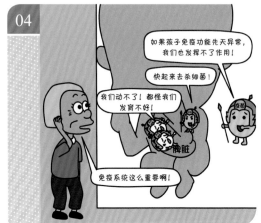

专家解读 🔍 -

对于患肿瘤的儿童，强化化疗期间，每年可接种灭活流感疫苗；维持化疗期间，可接种灭活疫苗。但整个化疗期间，不能接种活病毒疫苗。化疗后 3~6 个月，可以接种灭活或者活疫苗。但对于B 细胞抗体治疗的儿童，其疫苗接种至少推迟到化疗后 6 个月。对于原发性免疫缺陷的儿童，视不同的缺陷疾病针对性地开展疫苗接种，如联合免疫缺陷接受 IVIG 治疗的儿童等只能接种灭活疫苗。对于继发性免疫缺陷的婴幼儿，如 HIV 感染者，可接种流感疫苗等灭活疫苗，也可接种活的轮状病毒疫苗、水痘疫苗等。

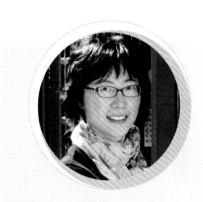

储以微

复旦大学医学院免疫学系

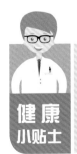

健康小贴士

生病及免疫缺陷的儿童具有特殊的体质，在疫苗接种时必须慎重，须有家长到儿童专科医院进行疫苗接种风险评估，在专业指导下接种疫苗，既可以保障儿童抵抗传染病，又可以规避接种疫苗带来的不良反应。

孩子接种疫苗后出现严重不良反应是否是疫苗惹的祸

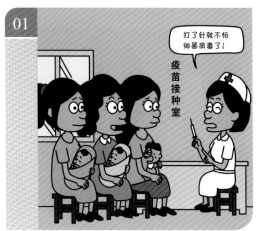

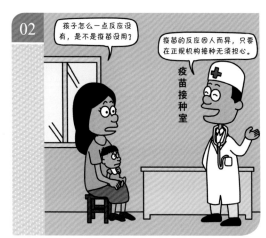

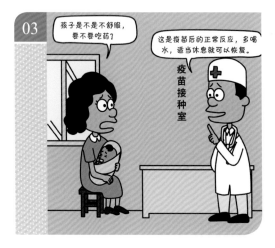

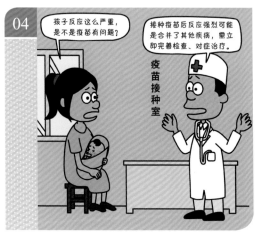

专家解读

疫苗实质上是经过特殊手段处理的特定微生物成分，进入身体后会引起类似病毒、细菌感染的过程，在促进孩子生成保护性免疫力的同时可能产生不同程度的并发反应。这些反应因人而异，主要取决于孩子个人体质和对疫苗接种的敏感性。接种疫苗后孩子表现出爱哭闹、低热、接种部位红肿、硬结等，是一种正常的保护反应，无需担心，2~3天这些症状可自然消失。个别如果发生严重的不良反应且持续时间长，如高热、寒战、皮疹甚至抽搐、惊厥等，则需要立即去医院寻求帮助，明确是否合并了其他疾病，从而进行针对性治疗。

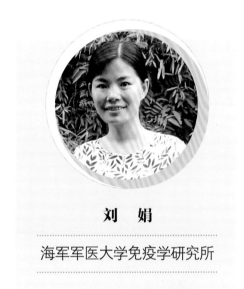

刘娟

海军军医大学免疫学研究所

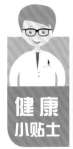

健康小贴士

需按照疫苗接种计划定期到正规接种机构进行接种，接种前向接种人员如实告知孩子的身体状况，接种后观察至少30分钟方可离开。接种部位避免抓挠刺激，接种后如孩子出现轻微不良反应，可多喝水、保持正常作息，一般可自行恢复。如不良反应剧烈且持续时间长，则需立即就医，切勿自行服药。

28 孩子接种疫苗后是否 100% 不会生病

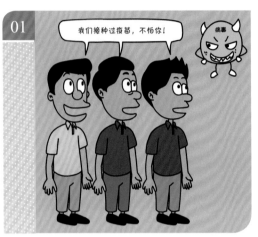

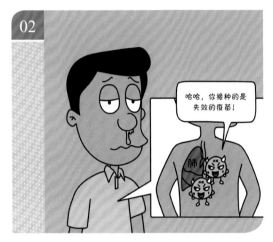

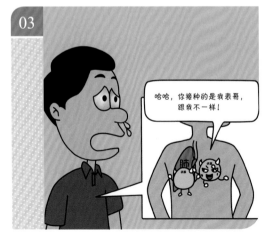

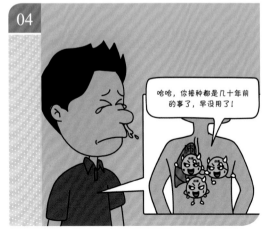

专家解读

疫苗接种的有效率并非 100%，有极少数人接种后仍然得病，这源于两方面因素：疫苗方面，如果接种的疫苗储藏不当造成失效，注射方式不对，或者接种程序错误，这些都可导致疫苗不能有效发挥保护效应，而且疫苗接种不能对所有亚型病原均有保护作用。接种对象方面，有些儿童因为个体差异或者免疫系统存在先天或后天缺陷，对疫苗不能产生有效应答，也不能实现预防疾病的目的。此外，疫苗免疫产生的保护力会随着时间逐渐减弱，不同疫苗衰减速率不一样，一次接种也不能提供一生的保护力，必要时需要及时补种。

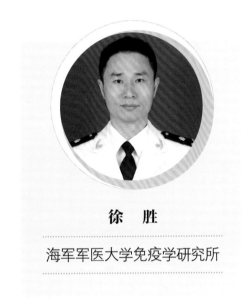

徐 胜

海军军医大学免疫学研究所

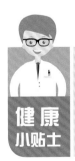

健康小贴士

①疫苗接种大多数能够预防疾病发生，但一定要在正规接种机构按规定接种疫苗，避免接种失效疫苗。②流感疫苗接种后只能防御特定的病毒亚型感染，并不能预防所有亚型病毒，也不能预防普通感冒。③疫苗接种后抗体只能维持一段时间，抗体浓度降低后需要及时补种，以重新获得保护力。

29 过敏体质的婴儿的辅食是早加还是晚加好

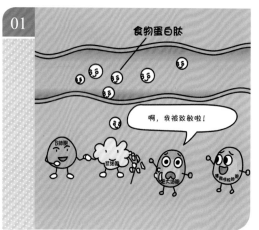

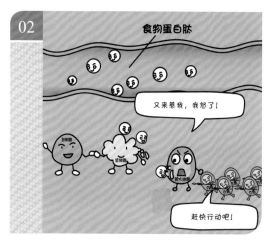

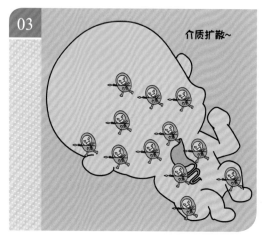

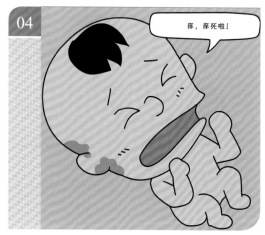

专家解读

过敏反应又称变态反应，是由过敏原诱导机体免疫细胞活化，释放生物活性介质产生的免疫反应，具有明显的个体差异。因此，过敏个体应尽量避免接触过敏原，维持免疫细胞"稳定"，减少过敏反应的发生。婴儿在添加辅食后出现不良食物反应也可能是由于婴儿肠道腺体发育和菌群建立不完善，尚不能消化这种食物而导致对这些食物的不耐受（不是食物过敏），随着婴儿生长发育，可对这类食物逐步产生耐受。因此，过敏的婴儿应正常添加辅食，不必延迟。当然，需要注意添加的方式。

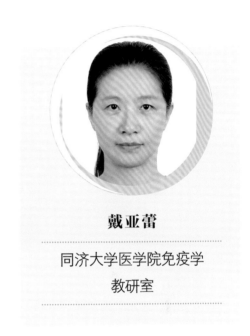

戴亚蕾

同济大学医学院免疫学
教研室

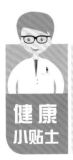

健康
小贴士

①以低过敏性的米饭、蔬菜、水果开始，每次以单一品种为宜。连续食用一周无过敏反应，再添加新品种。②检测过敏原，避免再次食用含有该类过敏原的食品。③对某些辅食的暂时不耐受，建议近期不要食用。

30 孩子有哮喘是否需要用增强免疫力的药

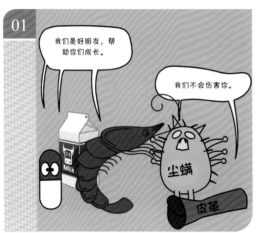

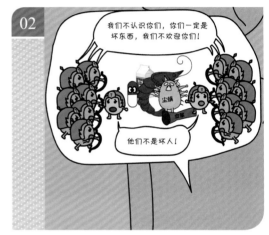

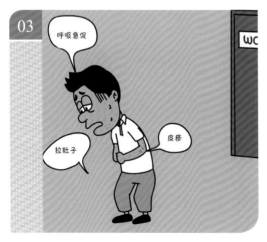

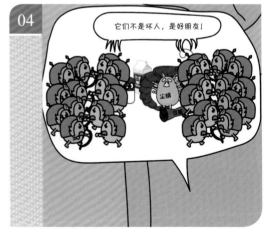

专家解读

机体免疫系统有两种力量，一种负责识别和清除进入机体的"有害"物质，即正向免疫；另一种负责压制正向免疫应答，也称免疫耐受，两种力量互相制衡。正向免疫弱的时候，易得感染性疾病和肿瘤。负向免疫调控弱的话，正向免疫会无节制"兴风作浪"，会得自身免疫病和过敏性疾病。哮喘是遗传和环境因素共同参与的一种呼吸道的过敏反应，好发于儿童期，因为儿童免疫系统尚未形成完善的免疫耐受。因此，哮喘并非免疫力低下，不需要用增强免疫力的药物。但是有些感染性疾病会诱发哮喘，所以需要注意预防和控制感染。

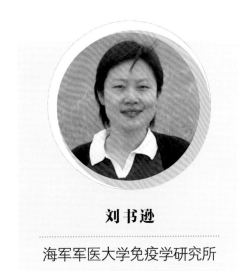

刘书逊

海军军医大学免疫学研究所

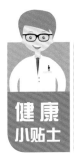

健康小贴士

①人体肠道和皮肤表面覆盖有一层共生菌，它们帮助机体培育具有免疫耐受功能的细胞。共生菌建立的关键时期是婴幼儿期，因此，不推荐婴幼儿生长在过于"干净"的环境中，如频繁使用杀菌抑菌功能的清洁剂。②母乳不但不含异源蛋白，还能帮助肠道共生菌的建立。

31 "精养"的宝宝免疫力是否更强

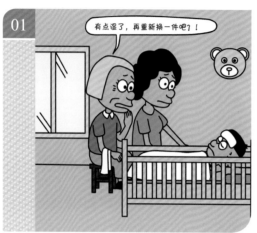

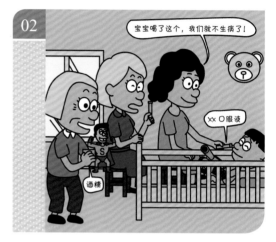

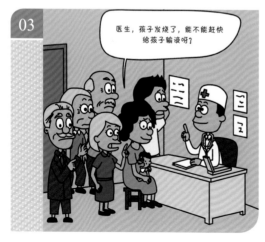

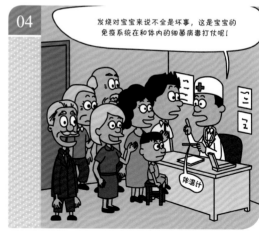

专家解读

目前，"精养"宝宝成为主流，其实"精养"不会增强宝宝的免疫力，有时还会"适得其反"，反而损伤了其抗病能力。为了给宝宝提供较为洁净的环境，高频消毒宝宝用品，不带宝宝去公共场所，这些做法虽然"暂时"避免了宝宝接触可能致病的环境，但从"长远"来看，却是百害而无一利，因为宝宝抵抗疾病的能力往往是通过其婴幼儿时期多接触"抗原"物质形成免疫耐受而获得的。此外，给宝宝服用各种免疫力增强剂、一有感冒发烧就服用抗生素等做法同样也不能提高宝宝的抗病力，反而降低其免疫力。

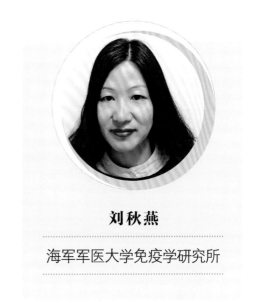

刘秋燕

海军军医大学免疫学研究所

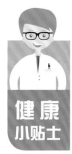

健康小贴士

①建议多带宝宝到室外玩耍，不但能增强宝宝的温度调控能力，还能多接触"外源性抗原"从而减少宝宝后天过敏反应的发生。②科学喂养，不能过度营养。不能为了提高宝宝的免疫力盲目添加免疫增强剂。③不能过度用药。发烧在婴幼儿成长过程中相当普遍，不能一发烧就用药，家里常备温度计，如果体温没有超过39℃，首选物理降温，这样反而能增强宝宝的免疫力。

32 为什么小孩接种乙肝疫苗时要接种三次

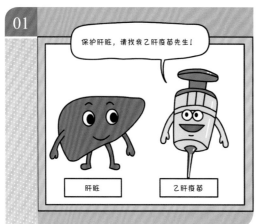

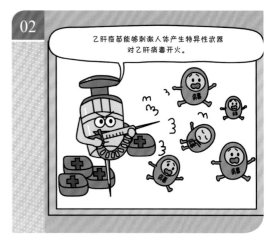

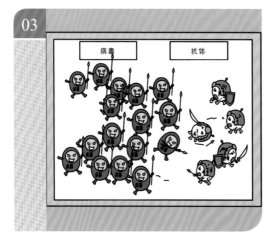

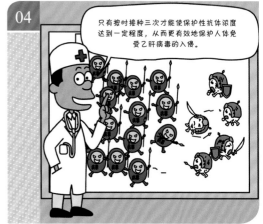

专家解读

乙肝疫苗接种后发挥作用的是保护性抗体，但其浓度需达到一定程度才能有效地发挥作用。所以，乙肝疫苗要按时接种3次，按照0、1、6个月程序：第1针一般在出生后24小时内接种，这期间约30%~50%的接种者会产生保护性抗体；注射第2针后，机体的免疫反应增强，这期间约80%~90%的接种者都会产生保护性抗体；第3针为加强免疫，使机体产生的抗体效价更高，预防效果更持久，这期间大约90%~95%的接种者均可产生保护性抗体。乙肝疫苗成功接种后，人体乙肝表面抗体阳性，有效保护期约在5年以上。

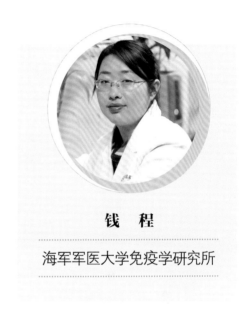

钱 程

海军军医大学免疫学研究所

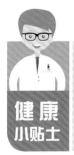

健康小贴士

乙肝疫苗接种后一定要检验接种效果。一般情况下，乙肝表面抗体滴度的正常值10mIU/ml，当滴度大于保护值时，乙肝表面抗体才能有效地保护人体；若滴度小于保护值，要及时补种，使体内经常保持有效的抗体滴度，这样才能有效地预防乙肝病毒感染。

小孩已经注射了三针乙肝疫苗，但检查乙肝两对半，为什么还是全部为阴性

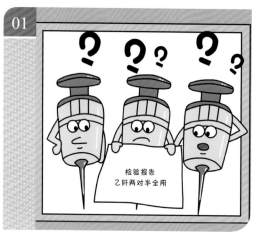

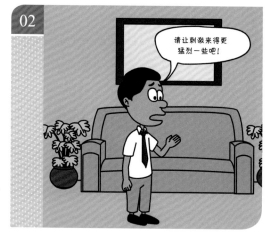

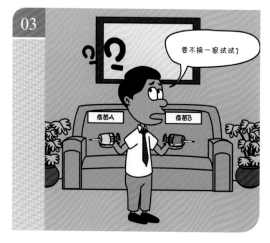

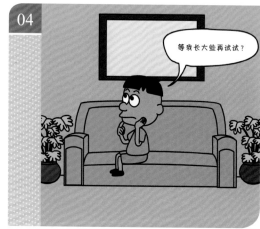

专家解读

按正规途径和程序接种乙肝疫苗后大部分人（保护率为 90%~95%）都会产生表面抗体 (HBsAb)，不过也有少部分人根本没有产生抗体。可能的原因很多，有些接种疫苗的个体免疫反应能力低下，不能产生保护性抗体；有时是因为注射疫苗的剂量不够，没能产生保护性抗体；此外，也与疫苗的剂型、接种方法、个体对抗原的敏感性、机体的代谢降解状态等有关。建议采用灵敏方法复查，如仍未发现表面抗体产生，可加大乙肝疫苗的剂量或更换不同厂家的疫苗接种。

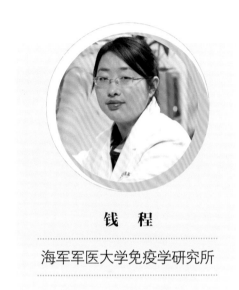

钱 程

海军军医大学免疫学研究所

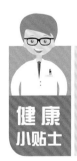

健康小贴士

为避免检测结果的误差，必要时可复查多次或选择在不同检测单位检查。极少数幼儿疫苗接种不成功可能与基因遗传因素有关，不要因惊慌而胡乱用药，因为不能产生抗体，并不代表一定会感染乙肝病毒，可定期复查，等小孩年龄大点再尝试复种。

34 为什么现在生活条件好了，得哮喘的孩子数量却多了

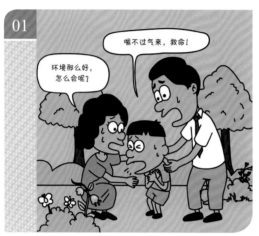

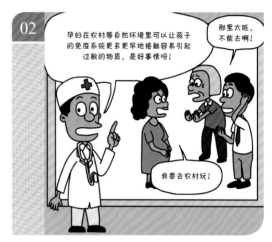

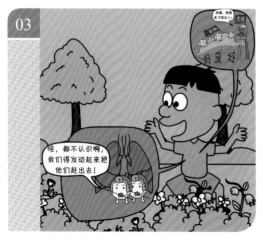

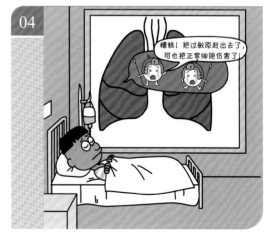

专家解读

哮喘发生的主要原因在于机体的免疫系统对于一些外来过敏原发生的过敏反应。免疫系统在发育成熟的早期如果接触过这些过敏原，等到免疫系统成熟后就会像遇到熟人一样不大会发生过强的反应，反之亦然。在卫生条件不大好的环境里，孕妇接触这些过敏原更多，她的孩子哮喘发病率就相对比较低。随着生活和卫生条件的改善，孩子免疫系统在发育成熟的早期接触这些过敏原的机会少了，其发生哮喘的几率也就增大了。这就是目前逐渐得到公认的"卫生学说"。

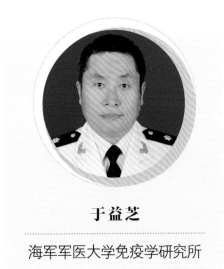

于益芝

海军军医大学免疫学研究所

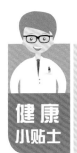

健康小贴士

我们在生活中需要注意卫生，但不能走极端。对于孕期的妇女，建议在怀孕的阶段能够多接触大自然，最好有到农场等生活的经历，让孩子在妈妈的肚子里就能接触到那些过敏原。

图书在版编目（CIP）数据

人体健康与免疫科普丛书．婴幼儿篇 / 于益芝主编
．—北京：人民卫生出版社，2019
ISBN 978-7-117-28019-8

Ⅰ．①人… Ⅱ．①于… Ⅲ．①免疫学－普及读物
Ⅳ．①R392-49

中国版本图书馆 CIP 数据核字（2019）第 022851 号

人卫智网	www.ipmph.com	医学教育、学术、考试、健康，购书智慧智能综合服务平台
人卫官网	www.pmph.com	人卫官方资讯发布平台

人体健康与免疫科普丛书——婴幼儿篇

主　　编：于益芝
出版发行：人民卫生出版社（中继线 010-59780011）
地　　址：北京市朝阳区潘家园南里 19 号
邮　　编：100021
E - mail：pmph @ pmph.com
购书热线：010-59787592　010-59787584　010-65264830
印　　刷：北京顶佳世纪印刷有限公司
经　　销：新华书店
开　　本：889×1194　1/24　印张：3.5
字　　数：56 千字
版　　次：2019 年 2 月第 1 版　2019 年 2 月第 1 版第 1 次印刷
标准书号：ISBN 978-7-117-28019-8
定　　价：30.00 元
打击盗版举报电话：010-59787491　E-mail：WQ @ pmph.com
（凡属印装质量问题请与本社市场营销中心联系退换）

55检